AF318521

DE LA

CURE RADICALE DES HERNIES INGUINALES

PAR LE PROCÉDÉ MYOPLASTIQUE

(INDICATIONS, MANUEL OPÉRATOIRE, RÉSULTATS ÉLOIGNÉS)

PAR

Le Dr Maurice BUFNOIR

Ancien interne des hôpitaux de Paris
de l'hôpital maritime de Berck
et de la Maternité de l'hôpital Saint-Antoine
Membre adjoint de la Société anatomique

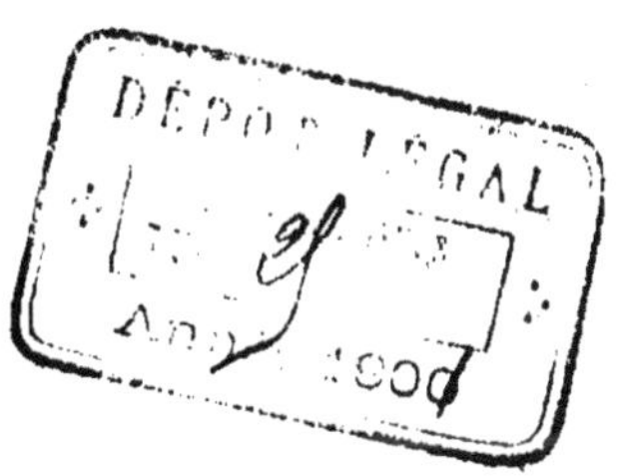

——————✦✦●◆●✦✦——————

PARIS

G. STEINHEIL, ÉDITEUR

2, RUE CASIMIR-DELAVIGNE, 2

——

1900

DE LA

CURE RADICALE DES HERNIES INGUINALES

PAR LE PROCÉDÉ MYOPLASTIQUE

(INDICATIONS, MANUEL OPÉRATOIRE, RÉSULTATS ÉLOIGNÉS)

IMPRIMERIE A.-G. LEMALE, HAVRE

DE LA

CURE RADICALE DES HERNIES INGUINALES

PAR LE PROCÉDÉ MYOPLASTIQUE

(INDICATIONS, MANUEL OPÉRATOIRE, RÉSULTATS ÉLOIGNÉS)

PAR

Le Dr Maurice BUFNOIR

Ancien interne des hôpitaux de Paris
de l'hôpital maritime de Berck
et de la Maternité de l'hôpital Saint-Antoine
Membre adjoint de la Société anatomique

PARIS

G. STEINHEIL, ÉDITEUR

2, RUE CASIMIR-DELAVIGNE, 2

1900

DE LA

CURE RADICALE DES HERNIES INGUINALES

PAR LE PROCÉDÉ MYOPLASTIQUE

(INDICATIONS, MANUEL OPÉRATOIRE, RÉSULTATS ÉLOIGNÉS)

INTRODUCTION

Parmi les nombreuses méthodes proposées pour la cure radicale des hernies inguinales, nous décrirons dans ce travail la méthode de la myoplastie. Elle consiste à obturer l'orifice herniaire au moyen d'un lambeau musculaire pédiculé emprunté à l'un des muscles environnants. Non seulement on crée ainsi au-devant du canal anormalement élargi, par où s'échappent les viscères, une sorte de pelote, de tampon permanent ; mais encore on substitue à une paroi faible et dépressible une paroi forte, résistante, impénétrable.

Cette question de la fermeture de l'anneau herniaire a été l'une des préoccupations les plus obsédantes de la chirurgie moderne. Nombreux sont les moyens proposés : obturation par corps étrangers : catgut ou tampons stérilisés ; obturation par tissus environnants, tissus fibreux, os vivants ou décalcifiés, périoste. Mais au bout de peu de temps, surtout dans les cas de hernies volumineuses, l'obturateur se résorbe, ou bien la paroi reconstituée, trop faible, obéit à la pression intra-abdominale et se laisse déprimer. La hernie récidive. Nous n'en voulons comme preuve que la multiplicité même des procédés employés ; un procédé parfait, assurant une obturation définitive dans tous les cas, se serait rapidement imposé et serait universellement admis.

M. Schwartz, en décembre 1892, tenta pour la première fois de faire une cure radicale de hernie crurale par le procédé myoplastique :

« Remarquant ce fait qu'il est absolument exceptionnel qu'une hernie traverse un plan musculaire, il eut l'idée de prendre dans le voisinage immédiat de l'anneau crural un lambeau musculaire dont la base, très large et bien nourrie, puisqu'elle reste adhérente au muscle, assurait la non résorption du lambeau, qui était ensuite suturé au pourtour de l'anneau, oblitérant ainsi cet anneau dans lequel le lambeau était enchâssé (1). »

Des procédés analogues ont été employés dans des cas semblables ; nous ne citerons que pour mémoire ceux de Watson Cheynes (2) et de A. de Garay (3).

Tandis que M. Schwartz détache un lambeau du moyen adducteur pour le suturer à l'arcade crurale, à la gaine

(1) H. GESLAND. *De la myoplastie dans la cure radicale de la hernie crurale.* Th. de Paris, 1897, p. 6.

(2) WATSON CHEYNES. The radical cure of hernia with a description of method of operating for famoral hernia. *The Lancet*, 1892, II, 1039-1041.

(3) A. DE GARAY. *Semaine médicale*, 23 décembre 1896, p. 516.

des vaisseaux fémoraux et à l'aponévrose du pectiné, Watson-Cheynes se sert d'un lambeau pectinéal et le fixe : en dedans à la paroi abdominale, au-dessus et en arrière du ligament de Poupart ; en dehors au ligament de Poupart lui-même. A. de Garay divise le couturier et en suture la moitié interne à l'arcade crurale, au ligament de Gimbernat et au pectiné ; on trouve une excellente critique de ces divers procédés dans la thèse de Gesland (1).

Appliquée à la cure radicale des hernies ombilicales, la méthode myoplastique a tenté aussi quelques auteurs. Incomplètement satisfait par les résultats éloignés des divers procédés employés avant lui (2), Dauriac a essayé de fermer l'anneau ombilical par l'entrecroisement total (3) ou partiel (4) des droits de l'abdomen.

Le professeur Diakonoff et le Dr Starkoff (5) ont émis, eux aussi, « une proposition basée sur les expériences faites sur des chiens, qui consiste à opérer les hernies ombilicales par la méthode plastique. Ils recommandent, dans ce but de disséquer un lambeau musculaire dans le muscle grand droit, puis de tordre ce lambeau pour le

(1) GESLAND. *Loc. cit.*, p. 19.
(2) M. ALLEMAND. *Contribution à la cure radicale de la hernie ombilicale chez l'adulte.* Thèse de Lyon, 1896.
BAUMELON. *De la cure radicale des hernies ombilicales.* Thèse de Lyon, 1896
(3) J. DAURIAC. Procédé nouveau pour la cure de la hernie ombilicale. *Progrès médical*, 28 avril 1894, p. 307-308.
(4) J. DAURIAC. Procédé nouveau pour la cure radicale de la hernie ombilicale (procédé de l'entrecroisement des droits). *Gazette des hôpitaux*, 21 juin 1891, p. 675.
TILLAUX. De la cure radicale de la hernie ombilicale. *Semaine médicale*, 6 mars 1895, p. 93.
J. DAURIAC. *Paroi abdominale antérieure et cavité de Retzius. Traitement chirurgical des hernies de l'ombilic et des éventrations.* Thèse de Paris, 1896.
(5) DIAKONOFF et STARKOFF. *Centralbl. f. Chir.*, 1894, n° 1, p. 1.

faire arriver dans la région de la hernie afin de remplir l'espace laissé vide par l'absence de tissu de l'anneau ombilical (1) ».

M. Schwartz a appliqué pour la première fois en janvier 1893, à la cure radicale des hernies inguinales, la méthode myoplastique qui lui avait déjà permis de soulager des malades atteints de volumineuses hernies crurales. Depuis sept ans, dans des conditions bien déterminées, il y a eu maintes fois recours. Les dates auxquelles furent pratiquées ces opérations sont assez distantes de l'heure actuelle pour que nous puissions aujourd'hui faire une étude d'ensemble de la cure radicale de la hernie inguinale par le procédé myoplastique, en exposer les indications et le manuel opératoire, en donner enfin les résultats éloignés.

C'est M. Schwartz, professeur agrégé, chirurgien de l'hôpital Cochin, qui nous a inspiré ce travail. Nous sommes heureux de le remercier tout particulièrement de la bienveillance qu'il n'a cessé de nous témoigner au cours de notre quatrième année d'internat

Et c'est avec le plus grand regret que nous nous séparons d'un maître dont l'enseignement si clair et si précis, la science si approfondie des malades, la technique opératoire si sûre, ont produit sur nous la plus durable impression.

Nous voulons, tout d'abord, avant d'entrer dans notre

___

(1) K. SAPIEJKO, Un nouveau procédé de cure radicale des grandes hernies ombilicales avec diastase des muscles grands droits. *Rev. Chir.*, 1900, XXI, p. 240 à 261.

sujet, nous acquitter d'un devoir bien cher : c'est de dire quel souvenir ému et reconnaissant nous adressons à la mémoire du professeur Le Fort, qui dirigea nos premiers pas dans la chirurgie, et dont les leçons cliniques si savantes furent trop tôt interrompues par une mort prématurée.

La mort a ravi aussi à notre affection M. le Dr Glantenay, chirurgien des hôpitaux, qui daigna être à la fois notre maître, notre conseiller et notre ami.

M. le professeur Duplay ; MM. les Drs Lacombe, Robin, Rigal voulurent bien nous accepter comme bénévole ou stagiaire dans leur service. Nous les prions d'agréer nos plus vifs remerciements.

Nous fûmes successivement l'externe de M. le professeur Proust, de M. le Dr Thoinot et de M. le Dr Théophile Anger, dont nous n'oublierons jamais les leçons.

M. le Dr Lejars a droit à toute notre reconnaissance. Non seulement il fut pour nous un excellent maître et un excellent guide, mais il nous témoigna dans maintes circonstances le plus entier dévouement.

Notre première année d'internat se passa dans le beau service de M. le Dr Ménard, de Berck. Nous nous souviendrons toujours du cordial accueil du maître qui nous enseigna la clinique chirurgicale infantile.

Nous adressons nos remerciments à MM. les Drs Guinon, Jeanselme, Thiroloix, Dufour qui suppléèrent M. le professeur Proust dans son service de l'Hôtel-Dieu pendant notre deuxième année d'internat. Nous remercions aussi M. le Dr Rieffel, qui récemment encore nous prodiguait ses conseils.

Nous avons eu le bonheur d'être pendant une année l'élève de M. le Dr Bar, à la Maternité de l'hôpital Saint-Antoine. M. Bar fut pour nous plus qu'un maître : il ne se contenta pas de nous donner le meilleur enseignement clinique, de nous laisser dans son service la plus grande initiative et de mettre à notre disposition les ressources de son laboratoire ; il voulut bien nous honorer d'une affection toute particulière. Nous mettrons toujours en pratique les excellents conseils qu'il n'a cessé de nous prodiguer, et nous sommes heureux de lui adresser ici l'expression de notre profonde et respectueuse reconnaissance.

M. le Dr Tissier est aussi l'un des maîtres dont nous conserverons le meilleur souvenir et qui ont droit à toute notre affection.

M. le professeur Berger a bien voulu accepter la présidence de notre thèse : qu'il reçoive l'expression de notre plus entière gratitude pour le grand honneur qu'il nous fait.

CHAPITRE PREMIER

Considération sur l'anatomie du trajet inguinal.

Nous n'avons pas la prétention de décrire ici l'anatomie topographique du canal inguinal ; nous nous bornerons à insister sur quelques points de détail. Leur connaissance est nécessaire pour expliquer la variété des procédés de cure radicale des hernies inguinales, et pour faire comprendre la raison d'être et la possibilité de la méthode myoplastique.

Le cordon spermatique chez l'homme, le ligament rond chez la femme, traversent la paroi abdominale de l'intérieur à l'extérieur, à travers un canal frayé au milieu des muscles et aponévroses de la région inguinale. L'orifice cutané du trajet n'est qu'un hiatus ouvert dans l'aponévrose du grand oblique. Il est limité par deux faisceaux de fibres s'écartant l'un de l'autre. Ces deux faisceaux comprennent entre eux un triangle à sommet supérieur et externe (1) ; ils portent le nom de pilier interne et de pilier externe de l'anneau inguinal. Ce sont ces deux piliers qui, rapprochés par les sutures dans les différents procédés de cure radicale des hernies, servent de plan résistant antérieur, opposé à la sortie des viscères ; ce sont eux qui formeront le plan superficiel dans le

(1) **Tillaux**. *Anatomie topographique.*

procédé myoplastique. Les deux piliers sont réunis normalement par un certain nombre de fibres arciformes. Le
triangle laissé béant par leur écartement est ainsi trans-
formé en un ovale. Mais, sur les parois abdominales lâches
et flasques, ces fibres sont à peine visibles. Leur absence
est une cause d'élargissement anormal de l'orifice cutané
du trajet inguinal.

Inférieurement, le ligament de Colles, expansion aponévrotique du grand oblique du côté opposé, vient renforcer
par sa présence l'ouverture superficielle du canal. Comme
les fibres arciformes précédentes, il n'offre à l'issue de
l'intestin, dans les cas de grosse hernie, qu'une médiocre
résistance.

L'orifice supérieur, ou péritonéal, du trajet inguinal
correspond à la fossette inguinale externe. Il est situé au
niveau du milieu de l'arcade crurale ; son importance est
médiocre au point de vue spécial qui nous occupe.

La paroi antérieure est représentée par l'aponévrose du
grand oblique et du transverse.

La paroi postérieure comprend : en dedans, le ligament de
Colles ; en dehors, le fascia transversalis, renforcé par
les fibres verticales de Henle et de Hesselbach ; il peut s'y
joindre quelques fibres musculaires du transverse (muscle
pubo-transversaire). La partie faible de la paroi est placée
entre les ligaments de Henle et Hesselbach, au niveau
de la fossette inguinale moyenne (1). C'est elle que l'on
reconstitue en général dans la cure radicale des hernies
(procédé de Bassini).

---

(1) POIRIER. *Traité d'Anatomie humaine*, t. II, p. 490.

La paroi inférieure est la gouttière de l'arcade crurae dont la lèvre postérieure est renforcée par la bandelettl ilio-pubienne.

Le bord supérieur est constitué par les fibres inférieures du petit oblique et du transverse ; en dedans, ces fibres n'existent plus, les parois antérieure et postérieure se rapprochent, et le bord devient un angle aponévrotique.

C'est ce bord supérieur que l'on suture au fond de la gouttière constituée par le bord supérieur de l'arcade crurale dans le procédé de l'abaissement de M. Schwartz (1).

Chez certains sujets, tous ces plans musculo-aponévrotiques sont insuffisants à créer, par leur union artificielle, une barrière assez résistante pour s'opposer à la poussée des viscères et empêcher l'issue de l'intestin ou de l'épiploon au dehors de la cavité abdominale. Aussi est-il nécessaire de la renforcer par l'adjonction d'un lambeau musculaire emprunté au grand droit de l'abdomen (procédé myoplastique).

Le grand droit est renfermé dans une gaine, un fourreau rigide, formé par les aponévroses d'insertion, c'est-à-dire par les tendons des muscles voisins, au niveau de l'anneau inguinal ; la paroi antérieure de cette gaine est résistante, la paroi postérieure est mince, lamelleuse ; on a même nié son existence. « C'est qu'à ce niveau, les trois aponévroses tendineuses des muscles larges passent en avant, et il ne reste en arrière que le feuillet postérieur de la gaine du transverse ou fascia transversalis (2). »

Le bord externe est étroitement fermé ; nous serons

<hr>

(1) P. REILLE. *Cure radicale de la hernie inguinale par le procédé de l'abaissement.* Thèse de Paris, 1898.

(2) P. POIRIER. *Ibid.,* p. 477.

obligés de l'inciser pour amener au-devant de l'anneau inguinal le lambeau pédiculé détaché du grand droit de l'abdomen ; opération facile, car, dans sa gaine, le muscle droit, revêtu d'un périmysium mince, semble être dans un sac séreux permettant son glissement dans le fourreau inextensible.

Par l'intermédiaire du périmysium, au niveau de ses attaches latérales, formant deux ailerons ou mésos, pénètrent les vaisseaux nourriciers issus de l'artère épigastrique.

L'artère épigastrique aborde la gaine du grand droit par son bord externe, devient alors verticale et chemine quelque temps à la face profonde du muscle. Finalement, elle le pénètre et s'anastomose au voisinage de l'ombilic avec les divisions de la mammaire interne. Chemin faisant, elle abandonne au droit de nombreux rameaux qui assurent la vitalité de tout lambeau pédiculé transplanté.

L'innervation du droit de l'abdomen n'est pas moins riche que sa vascularisation. Ce muscle reçoit un très grand nombre de rameaux nerveux. Les branches antérieures des cinq derniers nerfs dorsaux, arrivés à son bord externe, lui donnent chacune un filet qui, avant de devenir sous-cutané, traverse le muscle de dehors en dedans en lui abandonnant de nombreuses divisions. « Le grand nerf abdomino-génital se comporte à l'égard de ce muscle comme les nerfs dorsaux. Enfin, le petit abdomino-génital lui envoie très exceptionnellement un filet (1). »

Richesse d'innervation, richesse de vascularisation sont garants de la vitalité du lambeau emprunté au droit dans la cure radicale des hernies par le procédé musculaire.

---

(1) P. POIRIER. *Traité d'anatomie humaine*, t. II, p. 457.

CHAPITRE II

Manuel opératoire du procédé myoplastique.

Technique de M. Schwartz

La technique du procédé myoplastique de M. Schwartz dans la cure radicale des hernies inguinales découle tout naturellement des considérations anatomiques qui précèdent.

La méthode consiste essentiellement, après ligature et résection du sac, à détacher du grand droit un lambeau pédiculé que l'on glisse sous le pilier interne pour l'étaler et le fixer au-devant de l'orifice herniaire.

Il ne s'agit pas simplement ici d'utiliser le bord externe du droit comme l'a fait Bloodgood, en modifiant, ou plutôt en complétant l'opération de Halsted.

Halsted, dans les cas de hernies volumineuses, lorsque le tendon conjoint est atrophié et n'offre pas une résistance suffisante à la sortie de l'intestin, incise verticalement le muscle petit oblique à partir de son bord inférieur, au niveau de son croisement avec le cordon, sur une étendue de quelques centimètres, et rattache le bord cruenté du lambeau interne ainsi obtenu à l'arcade crurale. Il abaisse donc au devant du trajet inguinal un rideau musculaire formé par la partie la plus interne du petit oblique.

Bloodgood y ajoute un plan plus profond :

Dans un premier temps il incise, comme Halsted, le muscle petit oblique ; dans un second temps, il dénude et attire le bord externe du grand droit dans la plaie, à travers le bord externe de sa gaine incisée. Dans un troisième temps, il fixe par une série de points en U le muscle ainsi attiré à l'arcade crurale et au pilier externe. Il en résulte que les fibres externes du droit, au lieu de descendre presque verticalement, décrivent, avant d'arriver à leur insertion inférieure, une courbe à concavité dirigée en haut et en dedans, à convexité fixée par les sutures au pilier externe et à la bandelette ilio-pubienne. Cette disposition toute particulière se voit nettement sur une figure schématique publiée par Bloodgood dans son article de *Johns Hopkins Hospital Bulletin* (1) : ici, le tendon conjoint est remplacé par les fibres externes striées du muscle droit auxquelles viennent s'adjoindre, comme dans le procédé de Halsted, les fibres les plus internes du muscle petit oblique.

Halsted se serait, d'ailleurs, rallié à la technique de Bloodgood et l'aurait mise à contribution dans plusieurs cas depuis avril 1898 jusqu'au moment où parut le travail de Bloodgood.

Cette méthode, qui de toutes se rapproche le plus de celle de M. Schwartz, en diffère totalement par son principe ; ce ne sont plus quelques fibres musculaires étirées et déviées de leur trajet normal qui serviront à renforcer la paroi, mais bien un lambeau musculaire pédiculé ayant encore

---

(1) J.-C. BLOODGOOD. The transplantation of tho rectus muscle in certain cases of inguinal hernia in which the conjoined tendon is obliterated. *Johns Hopkins Hosp. Bull.*, 1898, IX, 96-100.

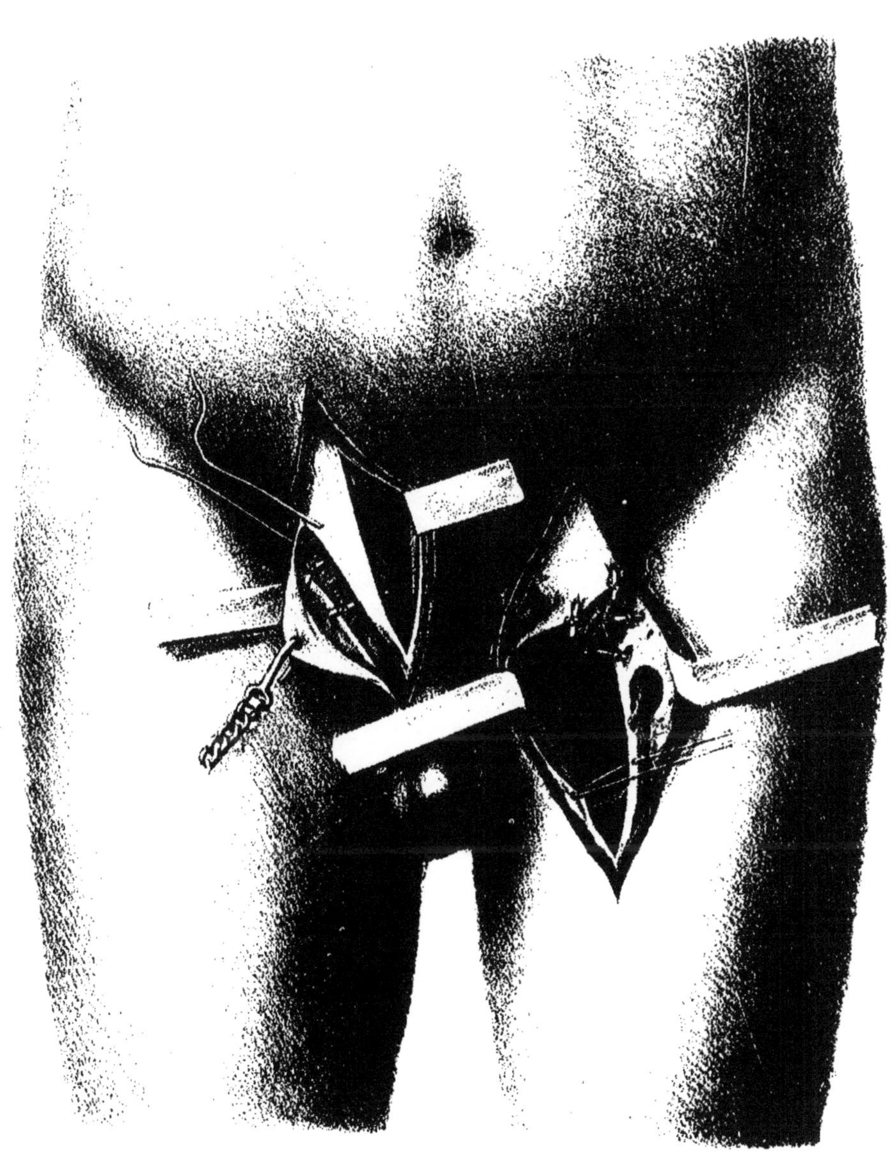

par sa base d'implantation de larges connexions avec le muscle originel.

M. Schwartz a décrit pour la première fois son procédé au Congrès de Chirurgie de 1893 (1). Nous allons tenter de l'exposer tel que nous l'avons vu pratiquer plusieurs fois au cours de notre dernière année d'internat.

Les premiers temps de l'opération ne diffèrent en rien des premiers temps des procédés ordinaires, jusqu'à la ligature et à la résection du sac. Le sac une fois lié et réséqué au-dessous des ligatures, on décolle, un peu en dedans du pilier interne, les téguments de l'aponévrose abdominale superficielle.

Celle-ci est incisée longitudinalement, tout près du bord externe du grand droit, mais en dedans de lui, de façon à ouvrir la gaine du muscle qu'on trouve composée, comme nous l'avons vu au chapitre précédent, par l'aponévrose du grand et du petit oblique et par le feuillet antérieur de l'aponévrose du transverse.

L'incision doit avoir au moins 6 centimètres de longueur.

Le muscle droit étant à nu depuis son insertion inférieure jusqu'à 6 ou 7 centimètres au-dessus, avec une sonde cannelée on détache du muscle, le long de sa partie externe, un faisceau ayant une longueur de 7 à 8 centimètres et une largeur de 3 à 4 centimètres au moins. On complète avec le doigt ce que la sonde cannelée a commencé.

Une ligature au catgut est appliquée en haut le plus

---

(1) SCHWARTZ. Cure radicale des hernies inguinales et crurales volumineuses *Compte rendu du Congrès français de chirurgie. Bull. Médical*, 19 avril 1893, p. 365.

loin possible, car il y a avantage à prendre le lambeau plutôt un peu long, à cause de la rétraction qui suit la section. Cette section est faite au-dessous de la ligature au catgut. On peut remplacer si l'on veut la striction du fil par la pression d'une pince à forcipressure, qui suffit pour arrêter définitivement tout suintement sanguin. Le lambeau détaché ne doit pas intéresser plus du tiers ou de la moitié antérieure de l'épaisseur du muscle. Nous avons vu que l'irrigation se fait par les faces latérales et surtout postérieures.

On obtient ainsi un lambeau étalé en forme d'éventail, pédiculé en bas. Cela terminé, on soulève le pilier interne de l'anneau inguinal. Avec un bistouri passé à plat au-dessous de lui, on pénètre dans la gaine du grand droit ; avec une pince on attire à travers cette boutonnière le lambeau musculaire qui sera étalé dans le canal inguinal, au-dessous et en avant des autres muscles constituant à cet endroit la paroi.

Quelques points de suture au catgut n° 2 ou 3 referment la gaine du grand droit, de haut en bas.

Le lambeau de ce muscle est alors fixé par deux ou trois points de suture au catgut n° 2 ou à la soie n° o à la paroi plus ou moin effondrée du canal inguinal, et au fond de la gouttière de l'arcade de Fallope.

Par-dessus, les piliers sont suturés de haut en bas, avec de forts catguts et la suture est poursuivie très bas de façon à ne laisser le passage libre qu'au cordon (1).

L'opération est terminée comme d'ordinaire par la suture des téguments au crin de Florence.

(1) SCHWARTZ. Cure radicale des hernies inguinales, procédé de la myoplastie. *Rev. générale de clin. et de thérap.*, 1894, VIII, p. 488.

Nous sommes loin, on le voit, du procédé de Bloodgood. Ici quelques fibres musculaires tiraillées viennent seules renforcer la paroi abdominale ; là un véritable faisceau de muscles vient oblitérer l'anneau inguinal.

Grâce à ses vastes connexions avec le muscle originel, à son innervation et à sa vascularisation, ce lambeau est assuré d'une grande vitalité.

En somme, par son élasticité et sa résistance, il se prête on ne peut mieux pour constituer une barrière solide à la formation et à l'issue d'une nouvelle hernie.

Tous les détails de l'opération sont très clairement visibles sur la figure, due à l'habile crayon de M. le professeur Farabeuf, que nous avons été autorisé à reproduire dans notre travail.

On y verra reproduite aussi la technique opératoire de M. Schwartz dans la myoplastie pour cure radicale des hernies crurales. Il nous a paru intéressant de rapprocher deux procédés dérivés d'une même méthode.

CHAPITRE III

Indications de la myoplastie.

La myoplastie n'est pas nécessaire pour la contension de toutes les hernies inguinales. Dans la plupart des cas, la réfection de la paroi abdominale par l'union du bord du tendon conjoint à l'arcade crurale, par l'abaissement des muscles petit oblique et transverse suffit à empêcher la reproduction de la hernie. Ceci est surtout vrai pour les malades porteurs d'une hernie de petite dimension, pour les sujets dont les muscles et les aponévroses se sont pour ainsi dire laissé surprendre dans un effort et ont donné passage à l'intestin.

Les nombreuses statistiques publiées pour démontrer l'excellence des divers procédés comportent un nombre relativement minime de récidives. Nous nous bornerons à citer comme exemple les résultats consignés dans la thèse de Reille (1). Ils se rapportent à des cas où les malades ont été opérés par le procédé de l'abaissement. Sur 72 observations dues à M. Schwartz ou à M. Rieffel, l'auteur n'a noté que 3 récidives.

La myoplastie semble donc ne devoir être que d'un

____

(1) P. REILLE. *Cure radicale de la hernie inguinale par le procédé de l'abaissement.* Thèse Paris, 1898.

usage restreint. Sur 5oo hernieux environ opérés depuis
sept ans par M. Schwartz, 63 fois seulement cette manière
de faire a été mise en pratique.

Ce n'est qu'aux hernies de faiblesse que s'adresse le
procédé ; aux hernies à larges anneaux, à larges trajets,
à parois difficilement reconstituables. « Il y a dès lors
avantage à doubler cette paroi de muscle là où elle n'en
possède pas, à fermer en un mot la brèche herniaire par
un lambeau musculaire suffisant, pour que, par elle, il
n'en résulte pas d'affaiblissement (1). »

Quelques observations montreront dans quelles conditions doit se pratiquer la myoplastie.

OBSERVATION I. — (Empruntée à une clinique de M. SCHWARTZ.)
(Rev. gén. de clin. et de thérap., 1894.)

Il s'agit d'un homme de 49 ans, tanneur, sans antécédents
héréditaires notables ; il n'a pas de hernieux dans sa famille.
Comme antécédents acquis, nous rappellerons qu'il a eu proba-
blement la syphilis et que depuis un an il est atteint d'une fièvre
palustre contractée à Madagascar, et qui se manifeste par le type
tierce. Le dernier accès remonte à six semaines, et notre malade
a été soigné alors à la Pitié.

Il est d'ailleurs vigoureux, fortement charpenté, et ne paraît
nullement affaibli par cet impaludisme de date récente.

Il entre dans notre service pour une hernie qui date de dix-huit
mois et pour laquelle il a porté un bandage qui, quoique bien
conditionné, ne suffisait plus dans ces derniers temps pour la
maintenir réduite. Sous l'influence de la marche, d'un effort, elle
glissait et sortait en dessous du bandage. Alors elle devenait

(1) SCHWARTZ. *Revue gén. de clin. et de thérap.*, 1894, VIII, p. 482.

douloureuse et restait jusqu'à ce qu'elle fût réduite, ce qui était facile. Malgré tout, comme le fait se reproduit très souvent, X... demande à être débarrassé de cette infirmité.

Lorsqu'il est couché, la hernie est réduite. Il suffit de le faire tousser ou plutôt se moucher pour qu'aussitôt se montre au niveau de la région inguinale droite une tuméfaction qui descend dans le cordon et affleure l'extrémité supérieure du scrotum ; elle rentre, pour ainsi dire, spontanément sous l'influence de la plus petite pression avec un bruit de gargouillement caractéristique ; elle est constituée par de l'intestin, mais en outre par de l'épiploon que l'on sent sous forme d'une masse mollasse, noueuse, glissant entre les doigts et rentrant comme l'intestin lui-même.

En invaginant sur l'index la peau du scrotum, l'on suit le cordon et on entre largement dans le canal inguinal dont les deux piliers écartés laisseraient passer facilement plus que le doigt.

Il y a là une large brèche sans aucune résistance.

La hernie est oblique externe, c'est une entéro-épiplocèle facilement réductible.

La largeur de l'anneau, la faiblesse de la paroi, décident M. Schwartz à pratiquer la cure radicale par le procédé myoplastique, après avoir soumis pendant quelques jours le malade à un traitement par le sulfate de quinine, pour éviter des accidents consécutifs probables à cause de l'impaludisme.

OBSERVATION II. — (N° 2151) (1).

L...,âgé de 34 ans, palefrenier, appartenant à une famille dans laquelle on ne peut signaler aucun hernieux, s'aperçoit, le 20 février 1895, qu'il porte du côté gauche, dans la région inguinale, une petite tumeur. C'est à l'occasion de quintes de toux provoquées par la grippe qu'il fait cette découverte. Il entre salle Gosselin, le 1er mars ; à ce moment, on trouve au pli de

---

(1) Les numéros d'ordre mis entre parenthèses correspondent à ceux du registre des entrées du pavillon Lister.

l'aine une saillie qui s'accroît sous l'influence des efforts et ne
descend jamais, au dire du malade, jusqu'au fond des bourses.
Matité à la percussion ; absence de gargouillement à la réduction.
Lorsqu'on cherche à introduire le doigt dans le canal inguinal;
on voit que celui-ci est très notablement élargi.

Le 7 mars, on pratique la cure radicale. Le procédé de l'abaisse-
sement semble devoir être insuffisant pour mettre à l'abri de
toute récidive : le bord supérieur du canal inguinal est constitué
par quelques fibres sans consistance du petit oblique et du transverse que l'on pourrait difficilement suturer au ligament de
Poupart. On donne la préférence à la méthode de la myoplastie,
et, le 1er avril, le malade sort guéri, après les suites opératoires les
plus satisfaisantes.

Observation III. — (N° 2929.)

Dans l'observation que nous allons rapporter, il ne s'agit pas
d'une hernie ordinaire, mais d'une cystocèle inguinale gauche. Le
malade, H... Eugène, âgé de 31 ans, sans profession, est fils d'un
hernieux. Sa hernie s'est produite en décembre 1895. Elle lui a
fait éprouver, dès le début, des tiraillements douloureux et des
coliques. Dans le mois de février, la tumeur augmente rapidement
de volume, mais reste parfaitement réductible. Le malade remarque
à ce moment que la miction se fait chez lui à des intervalles très
éloignés et que la hernie diminue de volume à mesure que se vide
la vessie. A son entrée à l'hôpital, le 3 juin 1896, on constate que la
tumeur, de dimension moyenne, a une consistance molle et pâteuse,
qu'elle se réduit facilement et sans gargouillement. Le malade dit,
cependant, avoir entendu ce bruit lorsqu'il la réduisait lui-même.

Le 10 juin, on pratique la cure radicale: après incision de la
peau et du tissu cellulaire, on trouve un sac herniaire qui présente
à sa partie moyenne un épais bourrelet; il descend assez bas dans
les bourses et fait penser, par son aspect, à une hernie congéni-
tale. En haut et en dedans de lui, il s'en trouve un autre formé

par du péritoine en avant, et de la graisse en arrière. Ce dernier sac renferme la vessie herniée. On rentre la vessie, on fait la suture en collerette du péritoine, et on achève l'opération en pratiquant la cure radicale par le procédé myoplastique, conduite dictée par une faiblesse extrême de la paroi abdominale. Le malade sort guéri le 2 juillet.

OBSERVATION IV. — (N° 1244.)

Gaspard B..., imprimeur, a vu croître depuis dix ans une petite tumeur de l'aine gauche accompagnée de légères douleurs. Au début, la tumeur est maintenue en place par un bon bandage.

Mais au bout d'un certain temps, les douleurs très vives apparaissent, quelquefois sans cause apparente, d'autres fois à l'occasion d'un effort pendant lequel la hernie s'échappe au-dessous de la pelote destinée à la maintenir. Des syncopes même se sont produites de temps à autre, dans de pareilles circonstances. Des coliques extrêmement violentes font fréquemment souffrir le malade. Il se décide à entrer à l'hôpital pour se faire débarrasser de cette infirmité.

A l'examen, on constate la présence dans l'aine droite d'une tumeur assez facilement réductible, et dont le contenu, à la palpation, semble être l'épiploon. Le malade, atteint de bronchite à son arrivée, a été opéré une quinzaine de jours plus tard. Le 21 juin on intervient. On trouve une masse épiploïque très volumineuse ayant fait hernie à travers un anneau inguinal très lâche. Le procédé de l'abaissement est jugé devoir être insuffisant dans de telles circonstances. On donne la préférence à la myoplastie. Un mois après le malade sort guéri muni d'un bandage.

OBSERVATION V. — (N° 2707.)

Un menuisier, âgé de 23 ans, a reçu un coup de pied au niveau de la région inguinale droite. Peu après, apparaît une petite grosseur du volume d'une noix, réductible pendant un certain temps, mais qui grossit et descend bientôt dans les bourses. La hernie qui, jusqu'alors, avait été parfaitement maintenue par un bandage, glisse au-dessous de ce dernier au moindre effort.

Au moment de l'entrée du malade à l'hôpital le 13 janvier 1896, on constate que la hernie est réductible, peu douloureuse. L'anneau inguinal très large permet l'introduction de deux doigts, la paroi abdominale est particulièrement faible.

D'ailleurs le malade appartient à une famille de hernieux, son grand-père souffre d'une hernie, son père avait une hernie inguinale double.

Dans ces conditions, on décide la cure radicale par le procédé myoplastique le 18 janvier. Le malade sort guéri le 5 février 1896.

OBSERVATION VI. — (N° 2156.)

Le 2 janvier 1895, un malade âgé de 51 ans, forgeron, entre salle Gosselin. Il ne présente à signaler dans ses antécédents personnels qu'une crise de dysenterie dont il a souffert à l'âge de 18 ans.

A 25 ans, sous l'influence d'efforts répétés, nécessités par sa profession de forgeron, il se produit chez lui une hernie inguinale gauche qui, bien tolérée pendant cinq ans, nécessite alors le port d'un bandage.

En 1890, à la suite d'un travail de force, une hernie droite se produit et le malade ne la maintient pas au moyen d'un bandage.

Au moment de son entrée à l'hôpital, on constate que les hernies descendent toutes les deux presque dans le scrotum. La hernie gauche est cependant plus volumineuse que la droite. Toutes deux sont facilement réductibles. La palpation et la percussion permettent de diagnostiquer à gauche une entérocèle, à droite une épiplocèle.

Les parois abdominales sont lâches et molles. Des deux côtés, l'anneau inguinal permet d'introduire complètement la phalangette de l'index.

Le 8 janvier, on pratique la cure radicale par le procédé myoplastique du côté gauche.

Le 5 février 1895, on fait la même opération du côté droit. Le malade quitte l'hôpital en bon état.

Observation VII. — (N° 1125.)

V..., âgé de 54 ans, verrier, ne présente rien à signaler dans ses antécédents héréditaires. Il n'a jamais été malade, mais il se rappelle avoir toujours senti une petite tumeur dans l'aine gauche. Depuis vingt-cinq ans il porte un bandage, ce qui lui permet de vaquer à ses travaux, car sa hernie est facilement réductible.

En janvier 1893, à la suite d'une bronchite provoquant des efforts de toux continuels, la hernie s'échappe sous le bandage qui n'est plus suffisant pour la contenir.

Le malade ne peut plus travailler ; la marche même lui est difficile. C'est pour cette raison qu'il se décide à demander une intervention.

On constate, à l'examen, une volumineuse hernie du côté gauche, facilement réductible, mais se reproduisant avec la même facilité, alors même que le malade est couché au lit.

L'anneau inguinal est très dilaté.

Le 23 mars, on pratique la cure radicale. Une fois le sac réséqué, on se trouve en présence d'un petit oblique et d'un transverse constitués par quelques fibres musculaires pâles qu'il est impossible de suturer à l'arcade crurale. C'est donc le procédé myoplastique que l'on emploie et le malade quitte l'hôpital complètement guéri vingt-cinq jours après l'intervention.

Observation VIII. — (N° 3939.)

Pierre F..., peintre, âgé de 56 ans, a éprouvé il y a quinze ans une vive douleur dans la région inguinale droite en sautant à bas d'une échelle d'une hauteur de 1ᵐ,50 environ. Cette douleur a été si violente que le malade est resté sur le sol pendant quelques minutes sans pouvoir se relever. Le soir, il a constaté, au niveau du point douloureux, la présence d'une petite tumeur réductible, du volume d'une noix. Peu à peu, la tumeur a augmenté de volume et, sur le conseil d'un médecin, elle fut maintenue au moyen d'un bandage. La contention n'était pas parfaite ; lorsque le malade se baissait, la hernie filait parfois au-dessous de la pelote et descendait dans les bourses. Aussi, pour répondre aux indications de son travail, le malade s'était-il construit lui-même un bandage très ingénieux à pelote double, qu'il pouvait serrer, élever, abaisser à volonté au moyen d'un système de bretelles.

La hernie n'a jamais cessé d'être réductible.

A l'examen, on constate la présence d'une hernie inguinale droite volumineuse descendant jusque dans les bourses, et se réduisant avec gargouillement. L'anneau est très large et admet facilement l'extrémité de deux doigts ; il donne passage à la hernie qui descend complètement sous la simple impulsion de la toux.

A gauche, petite pointe de hernie et légère faiblesse de la paroi.

Le 15 mars 1898, huit jours après son entrée à l'hôpital, on pratique la cure radicale des deux hernies.

A droite, à cause des dimensions exagérées de l'anneau, de la presque disparition des piliers, on emploie le procédé myoplastique ; à gauche, où les tissus ont une résistance suffisante, on use simplement du procédé de Bassini.

Le 14 avril, après des suites opératoires très simples, le malade sort guéri de l'hôpital.

Il porte après son départ un bandage pendant trois ou quatre mois.

Le 1ᵉʳ juillet 1900, il se présente à nous ; nous constatons que des deux côtés la paroi est en excellent état et résiste bien à la poussée des viscères abdominaux. Depuis deux ans le malade ne porte plus de bandage, il travaille sans fatigue, monte facilement sur les échafaudages et se déclare parfaitement satisfait du résultat obtenu.

Nulle observation ne peut mieux mettre en évidence les indications de la myoplastie herniaire ; chez ce malade atteint de hernie inguinale double, tout concourt à droite pour engager le chirurgien à s'abstenir de tout autre procédé : hernie volumineuse accompagnée, comme la plupart des hernies anciennes, d'une atrophie, presque d'une absence du plan musculaire formé par le petit oblique et le transverse ; situation très élevée du bord inférieur de ces muscles au-dessus du trajet herniaire, faiblesse extrême des piliers.

Du côté gauche, au contraire, petite hernie, paroi suffisamment résistante, muscles situés assez près de l'arcade crurale pour pouvoir être abaissés. Rien n'autorise la myoplastie, la préférence est donnée au procédé de Bassini.

Il est relativement rare de trouver chez un même sujet une différence aussi accentuée au point de vue de la résistance et de la solidité, entre les moitiés droite et gauche de l'abdomen.

Fréquemment, toute la sangle musculo-aponévrotique est atteinte du même degré de faiblesse et se laisse facilement déprimer au niveau des orifices normaux qui la traversent. Le malade, d'abord couché, vient-il à s'asseoir sur son lit, on voit, au moment de l'effort, le ventre prendre l'aspect du ventre à triple saillie observé par Malgaigne. C'est surtout chez de tels malades qu'il sera bon d'employer la myoplastie. Le lambeau musculaire pédiculé sera un excellent obturateur et préviendra toute récidive. Mais il ne faudra pas s'étonner outre mesure, après avoir obtenu la contension définitive d'une hernie, de voir l'intestin faire issue quelque temps après par une autre voie.

OBSERVATION IX. — (N° 2959.)

Louis B..., 27 ans, mégissier, entre le 15 juin 1895 à l'hôpital Cochin, pour une épiplocèle crurale gauche, récidivée ; opéré déjà en février 1894.

La hernie n'est pas réductible.

Opération le 20 juin. L'incision du sac herniaire montre que le collet est épaissi ; l'épiploon est adhérent au sac ; on le réséque et on en fait la suture étagée. La cure radicale est ensuite pratiquée au moyen du procédé myoplastique décrit dans la thèse de Giesland. Le malade sort le 24 juillet muni d'un bandage.

Nous avons eu l'occasion de le revoir le 7 juillet 1900, c'est-à-dire quatre ans après l'opération. Il porte encore un bandage. Il exerce la profession pénible « d'ouvreur à la machine » (mégisserie) et ne peut travailler qu'au prix de gêne continuelle. Mais ce n'est pas sa hernie crurale qui lui cause tant d'ennui ; l'intestin exerce une violente poussée au niveau de presque tous les trajets herniaires possibles ; les parois abdominales n'offrent aucune résistance. Une impulsion très nette à la toux se fait sentir au niveau des deux anneaux inguinaux. On n'en sent aucune au niveau de l'anneau crural gauche.

La myoplastie a fait merveille ; elle est parvenue à maintenir dans les conditions particulièrement difficiles une hernie qui avait résisté à la cure radicale ordinaire.

Cure radicale par le procédé de Bassini ou par le

procédé de l'abaissement dans les hernies petites, récentes ;
par la méthode myoplastique dans les hernies volumineuses, anciennes, avec atrophie des muscles et des
aponévroses, telle est la conduite dictée par les considérations et les observations précédentes, telle est celle
qui est adoptée par M. Schwartz dans sa pratique
hospitalière.

CHAPITRE IV

Résultats cliniques éloignés.

« La plus ancienne de nos opérations ne date que de deux mois, disait M. Schwartz au Congrès de Chirurgie de 1893. Il nous est impossible de vous donner des résultats ayant une valeur définitive. »

Pour répondre à ce desideratum, nous avons cherché à revoir le plus grand nombre possible des malades opérés par cette méthode au pavillon Lister de l'hôpital Cochin. Grâce au registre des observations conservé avec soin dans le service, nous avons pu écrire à tous les hernieux opérés depuis 1893 par le procédé myoplastique. Quelques-uns, répondant à notre appel, se sont présentés à l'hôpital ; nous avons été voir les autres à leur domicile ; d'autres enfin, que nous n'avons pu rencontrer, ont bien voulu répondre au questionnaire précis que nous leur avons adressé. C'est d'après les renseignements ainsi obtenus par l'enquête la plus minutieuse et la plus complète, que nous avons pu réunir les observations qui forment l'objet de ce chapitre.

La clientèle hospitalière, extrêmement flottante, échappe facilement au chirurgien. Il faut toutefois faire cette réserve que, en général, lorsque les choses ne vont pas, les malades savent fort bien retrouver le chemin de l'hôpital et réclamer de nouveaux conseils ou de nouveaux soins.

Sur une soixantaine de hernies inguinales opérées par le procédé myoplastique, une dizaine seulement ont pu être revues.

Nous avons déjà donné l'observation de l'une d'entre elles. Nous apportons ici les renseignements que nous ont donnés les autres.

OBSERVATION X. — (N° 4193.)

M..., âgé de 33 ans, gardien de la paix, est admis le 18 juillet 1898 à la salle Gosselin : il se plaint de souffrir d'une hernie inguinale gauche ; il y a un an et demi environ qu'il a commencé à sentir un peu de gêne dans le pli de l'aine gauche, après une journée de fatigue. Cette gêne disparaissait rapidement et complètement par le repos ; le malade, à ce moment, ne remarque rien d'anormal dans la région douloureuse.

Ce n'est que depuis cinq mois qu'il y a vu se produire une petite tumeur disparaissant lorsqu'il se couche, réapparaissant lorsqu'il se tient debout, prenant le volume d'un gros œuf lorsqu'il fait le moindre effort.

Molle et indolente à la palpation, la tumeur se réduit très facilement ; elle traverse un anneau inguinal extrêmement dilaté dans lequel 2 doigts pénètrent aisément. Jamais le malade n'a porté de bandage.

Son père, âgé de 67 ans, souffre également d'une hernie depuis l'âge de 21 ans.

Le 21 juillet, cure radicale : on trouve un gros sac contenant une anse de l'S iliaque légèrement adhérente. Le sac est lié, réséqué, son pédicule fixé en haut sous le petit oblique.

Les muscles et les aponévroses sont minces et peu résistants. Le petit oblique et le transverse sont réduits à une mince couche de fibres musculaires pâles ; leur bord inférieur est situé à une assez grande distance de l'arcade crurale. Ces considérations décident à employer le procédé myoplastique.

Le malade sort guéri.

Le 20 juillet 1900, le malade, qui porte un bandage depuis l'intervention, n'est plus du tout gêné par sa hernie ; il est encore gardien de la paix et peut assurer son pénible service sans éprouver la moindre fatigue.

OBSERVATION XI. — (N° 4572.)

Un cocher, P..., âgé de 51 ans, se présente à la salle Gosselin le 10 février 1898 ; il souffre d'une hernie inguinale droite qui le gêne considérablement pour l'exercice de sa profession. C'est en 1879 qu'il s'est aperçu de la présence d'une petite tumeur située dans l'aine droite, survenue sans aucune cause appréciable. Cette tumeur a augmenté peu à peu de volume ; elle descend depuis cinq ans dans le scrotum. A la même époque s'est produite une petite hernie inguinale gauche. Depuis ce moment, le malade porte un bandage double, mais la contention de la hernie droite est imparfaite. Aucun hernieux n'est signalé dans sa famille. Il ne présente, comme antécédents personnels, qu'un abcès froid survenu il y a dix ans au niveau de l'aine gauche.

Le jour de l'entrée, on constate que la hernie droite, grosse et volumineuse, descend dans le scrotum au-devant du testicule auquel elle paraît adhérer. La palpation donne la sensation spéciale fournie par l'épiploon. Le canal inguinal, très large, admet facilement l'extrémité de trois doigts.

A gauche, la hernie est petite, elle ne sort pas du canal inguinal.

La paroi abdominale est d'une flaccidité remarquable.

Le 19 février, cure radicale de la hernie droite par le procédé myoplastique.

Le sac, épais, adhère au cordon que l'on dissèque avec la plus grande difficulté. Son contenu est formé par de l'épiploon sur lequel on place une ligature en chaîne et que l'on résèque au-dessous des ligatures.

Le canal inguinal est reconstitué par la transplantation d'un lambeau du grand droit. Suture et drainage.

La hernie gauche étant peu volumineuse, sa tolérance parfaite, la faiblesse de la paroi abdominale et la grosseur de la hernie droite nécessitant, par précaution, malgré la cure radicale, le port d'un bandage, on n'opère pas la hernie gauche et l'on conseille au malade, le jour de sa sortie, le port d'un bandage inguinal double.

Le drain a été enlevé le deuxième jour, les fils au huitième. Le malade sort guéri le 27 mars, après avoir subi une amputation petit doigt de la main gauche pour attitude vicieuse.

Le 20 juin 1900, nous retrouvons le malade en excellent état, il n'éprouve plus la moindre gêne de sa hernie droite, la hernie gauche n'a pas augmenté de volume, toutes les deux sont parfaitement maintenues par un bandage double que le malade n'a cessé de porter depuis l'intervention.

Observation XII. — (N° 3730.)

François R..., journalier, âgé de 59 ans, est admis au pavillon Lister le 6 novembre 1897.

Il y a dix-huit mois, en soulevant des sacs de farine, il a vu se produire brusquement une hernie inguinale droite.

La tumeur, pendant un an, reste parfaitement réductible. Un jour, à la suite d'un effort, elle s'étrangle, et le malade se fait opérer à Bicêtre.

On constate en effet, au niveau de la région inguinale droite, une cicatrice opératoire. La paroi est très notablement affaiblie, et la hernie s'est reproduite ; elle est de la grosseur d'un œuf et réductible.

Le 10 novembre, cure radicale par le procédé myoplastique. Il s'agit d'une hernie directe avec un véritable effondrement de la paroi.

Le malade sort guéri le 6 décembre 1897.

Le 1⁰ʳ juillet 1900, il habite Bicêtre, où il exerce le métier de puisatier.

Il est en excellente santé, ne porte pas de bandage et n'a été obligé de faire, depuis 1897, qu'un court séjour à l'hôpital où il a été soigné pour rhumatismes.

Observation XIII. — (N° 2968.)

Auguste B..., plombier, est tombé en 1892 d'un deuxième étage ; il est porteur, depuis cette époque, d'une hernie inguinale droite. A noter, dans ses antécédents héréditaires, son père, hernieux.

La hernie, grosse comme le poing, est mal contenue par un bandage. Elle se réduit avec la plus grande facilité, et la réduction est accompagnée de gargouillement.

La tumeur cause au malade d'assez vives douleurs, surtout le soir.

Le 30 juin 1896, une huitaine de jours après l'entrée à l'hôpital, on pratique la cure radicale par le procédé musculaire. On réséque le sac, très long, n'ayant aucune adhérence avec les tissus voisins et contenant de l'intestin grêle.

La reconstitution du trajet inguinal est faite comme d'ordinaire.

On laisse un drain dans la plaie à cause d'un petit furoncle situé au niveau de la hernie, et que l'on excise.

Bonne réunion, malgré un érythème iodoformé considérable et l'apparition de petits furoncles nouveaux.

Le malade sort guéri le 17 juillet.

Il s'est présenté, sur notre invitation, à l'hôpital Cochin le 14 juin 1900. Il ne porte pas de bandage et sa paroi abdominale est en excellent état : pas trace de récidive.

Observation XIV. — (N° 2440.)

Gasparine J..., vient se faire soigner salle Sédillot à l'hôpital Cochin, pour un polype de l'utérus et une hernie inguinale droite.

La hernie s'est produite il y a plus de vingt ans. Elle n'a causé à la malade que des coliques à plusieurs reprises, et une sensation de pesanteur après de grandes fatigues. Au moment de l'entrée, elle atteint le volume du poing, et rentre facilement à la moindre pression. Elle se reforme d'ailleurs avec une aussi grande facilité sous l'action du moindre effort.

L'anneau inguinal est très large et admet facilement toute la phalangette de l'index.

Le 29 octobre 1896 on pratique la cure radicale par la méthode myoplastique.

Les suites de l'opération sont très bonnes. La malade sort guérie le 15 novembre.

Elle habite actuellement les environs de Paris, a épousé un maraîcher et est obligée de travailler à la culture.

Nous avons reçu d'elle récemment une lettre dans laquelle elle nous dit n'avoir jamais porté de bandage, être en très bonne santé, et ne souffrir en aucune façon de son ancienne infirmité.

Observation XV. — (N° 2190.)

Un malade âgé de 24 ans, fabricant de pièges, se présente à l'hôpital Cochin le 28 janvier 1895.

Il y a deux mois, en soulevant un poids, il a senti un craquement au niveau du bas-ventre. A partir de ce moment, il n'a cessé de souffrir dans la région inguinale gauche chaque fois qu'il est obligé de lever les bras en l'air, ou de porter un objet un peu lourd.

Dans ses antécédents héréditaires, nous trouvons que son père a été atteint de hernie inguinale à l'âge de 65 ans.

Le malade entre le 28 janvier, parce que sa hernie l'empêche d'exercer sa profession qui nécessite le déploiement de beaucoup de force.

A la vue, on constate au-dessus du scrotum, au-dessus d'une ligne allant de l'épine iliaque antérieure et supérieure à l'épine du pubis, à droite et à gauche de la ligne médiane, une petite grosseur qui subit l'impulsion de la toux. La tumeur gauche est plus volumineuse que la droite.

Les bourses sont lâches, la paroi abdominale présente des saillies anormales en divers points.

Si on invagine la peau du scrotum sur l'extrémité du doigt, on trouve aussi bien à droite qu'à gauche un anneau inguinal très notablement élargi, et d'où s'échappe une petite masse à chaque effort de toux du malade.

Une fois sortie, cette masse est facilement réductible.

Le relâchement spécial de la paroi abdominale fait choisir le procédé myoplastique pour la cure radicale double qui est pratiquée le 1er février 1895. Le malade quitte bientôt l'hôpital sans suites opératoires fâcheuses, muni d'un bandage double.

Nous l'avons revu le 8 juillet 1900. Il ne porte plus de bandage, et exerce sa profession sans fatigue ; il y a même joint celle beaucoup plus pénible, de fabricant de ressorts de sommiers.

OBSERVATION XVI. — (N° 1291.)

Il s'agit d'un homme de 29 ans, P..., Désiré, journalier, qui depuis l'âge de 20 ans est porteur, à la suite d'un effort, d'une hernie inguinale droite.

D'abord grosse comme un petit œuf de poule, cette hernie augmenta considérablement de volume et au moment de l'entrée du malade à l'hôpital, le 19 juillet 1893, elle descend jusque dans les bourses. Une telle tumeur est naturellement gênante, bien qu'elle soit relativement bien maintenue par un bandage inguinal.

A l'examen du malade, on trouve un anneau considérablement élargi ; l'écart des piliers est suffisant pour admettre le passage de deux doigts.

Le 27 juillet 1893, on se décide à faire la cure radicale de la hernie par le procédé myoplastique. L'opérateur, M. Rochard, suit scrupuleusement la technique décrite par M. Schwartz.

Le 3 août, on procède à l'ablation des fils.

La plaie est en excellent état.

Le malade sort le 16 août 1893, guéri, muni d'un bandage.

La guérison se maintient parfaite jusqu'au mois de juin 1895, c'est-à-dire deux ans après l'intervention. A cette époque, le malade fait une chute dans un escalier. Il tombe si malheureusement qu'il heurte de sa paroi abdominale le rebord tranchant d'une marche. Il éprouve à ce moment une vive douleur, sent une sorte de craquement, et, lorsqu'il revient quelques jours après se faire examiner à l'hôpital, on constate que sa hernie s'est reproduite, et on lui conseille de porter de nouveau un bandage.

C'est la seule observation de récidive que nous ayons enregistrée au cours de notre enquête.

Observation XVII. — (N° 1246.)

Émile B..., âgé de 22 ans, épicier, entre salle Gosselin le 10 juin 1893. Rien de spécial à signaler dans ses antécédents héréditaires ou personnels, si ce n'est qu'un de ses oncles est hernieux comme lui. Depuis sept ou huit mois, il présente au-devant de la région inguinale gauche une petite tumeur de la grosseur d'une noix, qui augmente à peine de volume après une journée de fatigue. Elle est cependant douloureuse le soir. Mais le malade ne s'en préoccupe pas autrement jusqu'au jour où il passe le Conseil de révision.

C'est là qu'il apprend le nom de son infirmité et qu'il se décide à s'en faire débarrasser. A son arrivée à l'hôpital, on constate que sa hernie descend dans la bourse gauche et qu'elle est facilement réductible. L'anneau inguinal, très large, admet aisément le doigt ; la paroi est d'une faiblesse extrême.

On voit dans ce fait une indication à la cure radicale de la hernie par le procédé myoplastique.

L'opération est pratiquée le 14 juin 1893.

La réunion est obtenue par première intention, et après quelques semaines de repos, le malade quitte l'hôpital, complètement guéri.

Il s'est présenté à nous en juin 1900, c'est-à-dire sept ans après son opération. Il est en excellent état : pas trace de récidive de la hernie ; la paroi est suffisamment résistante pour ne pas nécessiter le port d'un bandage.

OBSERVATION XVIII. — (N° 2162.)

N..., typographe, âgé de 48 ans, entre le 3 janvier 1895, salle Gosselin, pour une hernie dont le début remonte à juillet 1894. Son métier l'oblige à rester debout jusqu'à 6 heures du soir, et il éprouve une grande gêne et une grande fatigue à la fin de la journée.

C'est ce qui le décide à entrer à l'hôpital.

Opération le 18 janvier 1895 : on pratique la cure radicale. Il s'agit d'une hernie inguinale droite, oblique externe. Le sac découvert et incisé renferme de l'épiploon adhérent dont on résèque une portion. Ligature du sac, résection au-dessous de la ligature. Au moment de reconstituer la paroi, on voit que les muscles petit oblique et transverse n'offrent aucune résistance ; l'anneau est très large ; les piliers extrêmement faibles, en particulier le pilier externe qui manque, pour ainsi dire, totalement. Devant cet état des tissus on se décide à employer le procédé myoplastique.

Le 21 janvier, premier pansement.

Le 26 janvier, ablation des points de suture.

Le 7 février, pansement au collodion.

Le malade est guéri le 19 février, après un léger suintement séreux sous-cutané.

Nous avons revu ce malade le 10 juin 1900. Il a repris son métier de typographe, travaille sans aucune fatigue, reste debout très longtemps sans éprouver la moindre gêne. Il porte un bandage depuis le jour de son opération.

La hernie ne s'est pas reproduite, il y a seulement un peu d'impulsion à la toux et le malade éprouve quelquefois une légère douleur à la suite d'un travail très prolongé.

OBSERVATION XIX. — (N° 3816.)

Eugène D..., âgé de 55 ans, menuisier, entre dans le service de M. Schwartz le 31 décembre 1897. Depuis vingt ans, il est porteur d'une hernie inguinale droite de, la grosseur d'un marron au début, qui a augmenté peu à peu de volume et qui descend actuellement dans la bourse du côté droit.

La hernie est parfaitement réductible, mais elle est très incomplètement maintenue par un bandage au-dessous duquel elle glisse. Il en résulte des tiraillements pénibles dans la région inguinale, surtout après la station debout, prolongée, exigée par la profession du malade. Celui-ci se décide à se faire débarrasser d'une aussi gênante infirmité.

Le 8 janvier 1898, cure radicale.

Comme dans le cas précédent, après ligature et résection du sac on est obligé, à cause de la faiblesse des piliers et de la paroi postérieure du canal inguinal, de recourir au procédé myoplastique.

Un lambeau est détaché du muscle droit, suturé par le procédé ordinaire à l'arcade crurale et au bord inférieur du petit oblique et du transverse. Suture des piliers à la soie ; suture des téguments au crin de Florence. Les suites opératoires sont excellentes, le malade sort guéri le 31 janvier 1898 de l'hôpital Cochin. Il emporte un bon bandage.

Sur notre invitation, le malade s'est présenté salle Gosselin le 15 juillet 1900. Il a quitté son bandage au bout de trois mois. Le résultat de l'opération est parfait ; la paroi abdominale est très solide et le malade peut exercer son métier sans la moindre fatigue. Pas même de gêne après une longue journée de travail.

En résumé, sur soixante malades ayant subi l'opération de la cure radicale de la hernie inguinale par le procédé myoplastique, onze seulement ont pu être examinés de nouveau dans le courant de cette année même. Neuf d'entre eux peuvent actuellement travailler sans porter de bandage et ne sont plus incommodés par leur ancienne infir. mité. Ils se livrent tous aux travaux les plus pénibles, ou nécessitant du moins la station verticale prolongée. L'un (n° 1246) est actuellement épicier ; l'autre (n° 2164) typographe ; un troisième (n° 2190) est fabricant de pièges. Cette profession nécessite un déploiement de force considérable ; elle consiste à tordre à froid des fils de fer à large section, de façon à en faire de solides ressorts. Les autres sont plombier (n° 2968), puisatier (n° 3730), peintre en bâtiment (n° 3939), menuisier (n° 3816), gardien de la paix (n° 4193), cultivateur (n° 2440).

Un malade seulement porte encore un bandage (n° 4572) ; mais il présente une hernie du côté opposé, et les deux anneaux inguinaux sont parfaitement oblitérés par un bandage double. Un appareil analogue ne pouvait, avant l'opération, maintenir l'épiplocèle droite qui était une cause de gêne considérable dans l'exercice de la profession du malade.

Chez un seul enfin, s'est produite une récidive. Ce malade (n° 1291), est d'ailleurs venu de lui-même en 1895 faire constater son état. A la suite d'une chûte dans un escalier, où la paroi abdominale avait heurté, au niveau de la cicatrice opératoire, le bord tranchant d'une marche, il a vu se reproduire la tumeur inguinale qu'il peut d'ailleurs maintenir actuellement par un bon bandage.

Ce seul exemple de récidive nous permet de supposer que le plus grand nombre des 5o opérés que nous n'avons pu revoir seraient revenus demander conseil à l'hôpital, s'ils avaient encore eu à se plaindre de l'infirmité dont ils avaient été débarrassés par le procédé myoplastique.

Aucun malade n'a éprouvé de la faiblesse de la paroi au niveau de l'extrémité inférieure du grand droit de l'abdomen. Chez tous, le muscle dont on a détaché un lambeau a continué à remplir ses fonctions aussi bien que du côté opposé.

Les guérisons datent : une de 7 ans (n° 1246) ; deux de 5 ans (n° 2162-2190) ; deux de 4 ans (n°ˢ 2968, 2440) ; deux de 3 ans (n° 3720-3815) ; trois de plus de 2 ans (n°ˢ 3939, 4572 et 4193).

On peut les considérer comme définitives.

En résumé, le procédé de la myoplastie nous paraît donner des résultats excellents, durables, et mérite d'être employé toutes les fois que les conditions requises se présentent.

CHAPITRE V

Avenir histologique du lambeau musculaire transplanté.

En présence d'aussi beaux résultats cliniques, nous nous sommes demandé ce que devenait, au point de vue histologique, le lambeau musculaire transplanté. Dans la plupart des cas où l'on a tenté d'obturer un trajet herniaire au moyen de corps étrangers, ceux-ci se sont résorbés.

M. Thiriar, de Bruxelles (1), a interposé une lame d'os décalcifié entre le moignon du sac réséqué et la paroi abdominale. La grandeur de cette lame est très variable, suivant les dimensions de l'orifice lui-même. On la fixe par du catgut. M. Thiriar a pu constater que, au bout d'un certain temps, la lame osseuse se résorbait et était remplacée par un tissu de cicatrice dur et résistant.

Le muscle transplanté subirait-il, comme l'os décalcifié, une transformation histologique? Les opinions des auteurs sont assez variables. Quoi qu'il en soit, il est nécessaire de distinguer deux cas : certains chirurgiens ont tenté la greffe de lambeaux musculaires complètement détachés, empruntés à des animaux de même race ou de races différentes, d'autres se servent de lambeaux pédiculés.

---

(1) La cure opératoire des hernies devant le Congrès de Chirurgie. *Gaz. des hôpitaux*, 2 mai 1893, p. 486.

Helferich (1), dans un mémoire où il rappelle les expériences de Gluck (2), dit avoir eu un succès chez un malade dont il remplaça une partie du biceps brachial par un muscle fraîchement détaché de la cuisse d'un chien. La fonction musculaire aurait été rétablie d'une façon satisfaisante.

Malgré ce succès, il ne semble pas que les résultats soient toujours aussi heureux.

M. Capurro vient de publier dans les *Archives de clinique chirurgicale* de Berlin un travail, à la suite duquel il a pu donner la conclusion suivante :

« L'implantation libre d'un lambeau musculaire sectionné transversalement, soit sur un animal de même race, soit sur un animal de race différente, donne des résultats complètement négatifs, quel que soit le mode de transplantation. La destruction du tissu est rapide dans la plupart des cas : elle se fait par un processus de nécrobiose par ischémie, qui se traduit tantôt par une sorte de caséification du lambeau, tantôt par une métarmorphose progressive en tissu fibreux (3). »

Tout autres sont les résultats lorsque le lambeau employé pour la myoplastie est pédiculé.

On croyait autrefois que le muscle subissait aussi, dans ces cas, une dégénérescence.

« L'idée étant acceptée jusqu'ici que le tissu muscu-

(1) H. HELFERICH. Ueber Muskeltransplantation beim Menschen. *Arch. f. klin. Chir.*, 1882-83, XXVIII, p. 562-568.

(2) J. GLUCK. Ueber Muskel und Sehnenplastick. *Arch. f. klin. Chir.*, 1881, XXVI, p. 666.

(3) CAPURRO. Ueber den Werth der Plastik mittelst quergestreiften Muskelgewebe. *Arch. f. klin. Chir.*, 1900, LXI, p. 101.

laire, fragile et de texture compliquée, réagit facilement par la dégénérescence et la cicatrisation à la moindre lésion, on ne pouvait supposer que la transplantation d'un lambeau musculaire pédiculé fût possible. Et cependant, cette idée était fausse (1). »

Watson Cheyne croyait que le muscle devenait fibreux et n'y trouvait aucun désavantage, car l'anneau herniaire était dans tous les cas oblitéré.

Gesland, dans sa thèse, a présenté deux ordres de faits (2) :

« Dans un premier cas, il s'agit d'un opéré de cure radicale de hernie inguinale faite au moyen du lambeau musculaire pris dans le muscle droit de l'abdomen. M. Schwartz eut occasion d'opérer ce malade pour une autre affection que celle qui avait nécessité la première intervention, et il constata que le lambeau musculaire était absolument normal et qu'il avait tout à fait l'apparence d'un muscle accessoire au-dessous du petit oblique et fermant très solidement le canal inguinal ; or, il y avait plus d'un an que la première opération, la myoplastie, avait été faite, et le muscle était resté muscle. »

Plus tard, Gesland expérimenta la méthode sur des animaux : il fit sur deux chiens une opération absolument semblable à celle que l'on pratique chez l'homme pour la cure radicale des hernies par le procédé myoplas-

---

(1) RYDYGIER (de Lemberg). Sur la transplantation des lambeaux muscu-. laires pédiculés, d'après une communication au *Congrès international de Moscou*, *Deutsche Zeitsch. f. Chirur.*, XLVII, p. 314.

(2) GESLAND. *Loc. cit.*, p. 37.

tique; il sacrifia ses deux chiens quelques mois après. Des coupes histologiques pratiquées dans les lambeaux transplantés ont montré que le tissu était représenté par du tissu musculaire normal, sans aucune trace d'atrophie.

Rydygier a donné le résultat d'expériences analogues.

« Les deux chiens qui ont fourni ces préparations ont été opérés par moi au commencement d'avril 1897, avant mon départ de Cracovie pour Lemberg.

« Il y a environ quinze jours, c'est-à-dire à peu près quatre mois après l'opération, j'ai sacrifié ces deux chiens pour vous montrer ces préparations.

« Chez le premier de ces chiens, j'ai remplacé la moitié inférieure du sterno-cléido-mastoïdien par la portion claviculaire du grand pectoral; vous voyez ici, Messieurs, la cicatrice d'union dans laquelle est encore un fil autour du lambeau musculaire transplanté; j'ai placé une ligature lâche pour reconnaître exactement cette portion. Si nous comparons la portion transplantée avec la portion correspondante du côté opposé, nous ne trouvons macroscopiquement qu'une légère différence de force; en tout cas, chacun nous accordera que nous avons assez de substance musculaire pour accomplir la fonction demandée. D'ailleurs, pendant la vie, le chien ne présentait rien d'anormal, ni dans l'attitude ni dans les mouvements de la tête.

« Au microscope, nous ne voyons sur les préparations aucune modification de dégénérescence très marquée. Les stries conjonctives sont seulement un peu plus développées que normalement.

« Ces deux préparations viennent d'un chien auquel j'ai remplacé le muscle tibial antérieur et l'extenseur des orteils par un lambeau musculaire du droit interne de la cuisse. C'est un assez long lambeau rabattu directement en bas, qui a été suturé en partie aux tendons, en partie aux faisceaux musculaires correspondants. Ici, le résultat est sensiblement moins bon, et la dégénérescence du faisceau transplanté est plus avancée, comme on peut le voir nettement sur les préparations.

« Le faisceau musculaire transplanté réagissait cependant rapidement, par la contraction, à l'excitation électrique, même après la mort du chien, lorsque le muscle isolé était excité directement. »

Les conclusions de Rydygier confirment parfaitement les expériences de Gesland; elles confirment aussi celles qui ont été communiquées à la *Société des médecins de Cracovie* (7 avril 1897).

Capurro, revenant encore plus récemment sur la même question, a cru pouvoir formuler les conclusions suivantes :

« La transplantation de lambeaux pédiculés répond au but de la plastie sous le double point de vue du renforcement mécanique d'une partie, et de l'entretien de la fonction du tissu spécial.

« La force de contraction change d'après le mode d'implantation du lambeau.

« *a)* Toutes circonstances égales d'ailleurs, elle est plus grande dans les lambeaux n'intéressant qu'une partie du muscle que dans ceux qui l'intéressent en totalité ; dans les lambeaux modérément tendus, que dans les lambeaux fortement tendus ; dans les lambeaux transplantés sur des muscles voisins du muscle originel et parallèles à lui, que dans les lambeaux transplantés sur des muscles éloignés et à direction oblique ou perpendiculaire.

« *b)* Elle est plus grande dans les lambeaux réclinés selon un angle inférieur à l'angle droit, à peine tordus ou repliés au niveau de leur pédicule.

« *c)* Elle est plus grande dans les cas d'implantation sur l'aponévrose de recouvrement du muscle que dans les cas d'implantation sur le tissu musculaire lui-même.

« *d)* Elle est considérablement réduite si le lambeau est relâché, si sa réclination est supérieure à l'angle droit, si l'implantation se fait sur un tissu sans mouvements propres.

« *e)* Elle n'est pas remarquablement influencée par le point d'implantation du pédicule, par l'antagonisme ou la synergie du muscle récepteur avec le muscle originel, par les rapports avec l'aponévrose de recouvrement et avec la gaine du muscle primitif (1). »

Capurro se range à l'idée de Rydygier et ne croit pas non plus que le lambeau musculaire transplanté subisse une dégénérescence fibreuse telle qu'il ne puisse plus remplir ses fonctions. Il a au contraire fort bien étudié les différentes conditions nécessaires à la conservation de la propriété contractile du muscle et mis en lumière celles qui ont sur cette propriété la plus grande influence.

Rydygier, dans un des deux cas présentés au Congrès de Moscou, n'a pas obtenu des résultats aussi satisfaisants qu'il l'aurait désiré. Il s'est proposé de rechercher les causes de ce léger échec, et les conditions nécessaires à une bonne réussite.

<hr>

(1) CAPURRO. Ueber den Werth der Plastik mittelst quergestreiften Muskelgewebe. *Arch. f. klin. Chir.*, 1900, XLI, p. 102.

Il faut, dit-il :

1° Avant tout, l'asepsie absolue.

2° L'incision de la peau doit être faite de telle façon qu'elle ne se trouve pas directement sur le faisceau musculaire transplanté. Il faut qu'elle soit à côté de lui. Cette recommandation est très importante, car la cicatrice cutanée pourrait se confondre avec le lambeau musculaire sous-jacent fraîchement transplanté et même avec sa cicatrice propre.

3° Il faut maltraiter le muscle le moins possible, c'est pour cela qu'il faut choisir de préférence, pour la transplantation, des faisceaux musculaires déjà séparés normalement par des faisceaux conjonctifs assez forts.

4° Le lambeau musculaire ne doit pas être tendu trop fortement.

5° Le pédicule doit être laissé du côté d'où viennent les vaisseaux et les nerfs et autant que possible être parallèle à leur trajet, de façon que ce pédicule contienne le plus possible de vaisseaux et de nerfs et que le lambeau musculaire soit nourri aussi bien que faire se peut.

Il est aisé de comprendre que si on ne suit pas ces recommandations, la nutrition du lambeau musculaire implanté en souffre et qu'une dégénérescence plus ou moins prononcée en est la conséquence.

Ceci est indubitablement la cause pour laquelle la dégénérescence est plus avancée dans la deuxième expérience que dans la première.

6° Enfin, il faut conserver une enveloppe conjonctive très mince autour du lambeau à transplanter pour maltraiter le moins possible le tissu musculaire lui-même

Bu.   4 pendant l'opération, et aussi, parce que dans cette enveloppe circulent de petits vaisseaux nourriciers.

Ces conditions sont toutes remplies dans le procédé myoplastique de M. Schwartz. Aussi ne faut-il pas s'étonner de voir le lambeau musculaire ne subir aucune dégénérescence.

L'asepsie est naturellement absolue.

L'incision de la peau, située au niveau de l'anneau inguinal superficiel, est bien en dehors de la gaine du grand droit. On est obligé de décoller les téguments pour arriver au devant de celle-ci et l'inciser. D'autre part, la ligne de suture du lambeau à l'arcade crurale est presque perpendiculaire à la ligne des piliers et à celle de la peau. Il n'y a aucune chance de fusion des cicatrices.

Le droit de l'abdomen présente précisément la texture idéale que réclame Rydygier. Il est formé de longues fibres en larges faisceaux isolés par du tissu conjonctif.

La longueur du lambeau (7 centimètres environ) est suffisante pour que le muscle ne soit pas tendu trop fortement ; sa largeur et son épaisseur ne comprennent qu'une partie de la largeur et de l'épaisseur du muscle originel.

La richesse vasculaire du droit le met à l'abri d'une nécrose par ischémie. Enfin, son périmysium est suffisant pour le protéger et lui fournir ses vaisseaux nourriciers.

Dans ces conditions, comme la torsion et la plicature du pédicule sont très légères, le lambeau, conservant sa vitalité, est à notre avis le meilleur obstacle que l'on puisse opposer à la sortie de l'intestin ou de l'épiploon dans les hernies inguinales anciennes, volumineuses, à larges anneaux, à large trajet, chez les malades dont la paroi atrophiée est faible et sans résistance.

CONCLUSIONS

Toutes les hernies inguinales ne sont pas justiciables de la cure radicale par la méthode myoplastique. Les divers procédés qui consistent à reformer une paroi du trajet (procédé de Bassini, procédé de l'abaissement, etc.) suffisent dans la plupart des cas.

Dans les hernies de faiblesse, dans les grosses hernies anciennes, accompagnées d'atrophie des muscles de la région antéro-latérale de l'abdomen ; lorsque le bord inférieur du petit oblique et du transverse est situé trop haut pour pouvoir être abaissé et suturé au fond de la gouttière de l'arcade de Fallope, il est bon de renforcer le plan de ces muscles par un lambeau pédiculé détaché du grand droit de l'abdomen (Procédé myoplastique).

Le lambeau musculaire abaissé ne doit pas intéresser plus de la moitié ou du tiers antérieur de l'épaisseur du muscle lui-même. Sa hauteur moyenne doit être de 3 travers de doigt environ.

Les résultats éloignés de la myoplastie ne sont pas moins excellents que les résultats immédiats. Nous n'avons pu signaler qu'une récidive, survenue à la suite d'un accident.

Tous les malades dont nous donnons l'observation ont été opérés depuis plus de deux ans.

Le lambeau musculaire transplanté ne subit aucune dégénérescence. Ses fibres conservent leur texture normale.

BIBLIOGRAPHIE

Tillaux. — *Anatomie topographique.*

Poirier. — *Traité d'anatomie humaine, t. II.*

T. Glück. — Ueber Muskel und Sehnenplastik. *Arch. f. klin. Chir.,* 1881, XXVI.

H. Helferich. — Ueber Muskeltransplantation beim Menschen. *Arch.f. klin. Chir.,* 1882, XXVIII.

Schwartz. — Cure radicale des hernies inguinales volumineuses. *Compte rendu du Congrès français de chirurgie. Bull. méd.,* 1893.

Thiriar. — *Gaz. des hôp.,* 1893.

J. Dauriac. — Procédé nouveau pour la cure de la hernie ombilicale. *Prog. méd.,* 1894. — *Gaz. des hôp.,* 1894.

Diakonoff et Starkoff. — *Centralbl. f. Chir.,* 1894.

Schwartz. — Cure radicale des hernies inguinales, procédé de la myoplastie. *Rev. gén. de clin. et Thérap.,* 1894, VIII.

Tillaux. — De la cure radicale de la hernie ombilicale. *Sem. méd.,* 1895.

A. de Garay. — *Sem. méd.,* 1896.

Watson Cheynes. — The radical cure of hernia whith a description of a method of operating for femoral hernia. *The Lancet,* 1892.

Allemand. — *Contribution à la cure radicale de la hernie ombilicale.* Thèse de Lyon, 1896.

Baumelou. — *De la cure radicale des hernies ombilicales.* Thèse de Lyon, 1896.

J. Dauriac. — *Paroi abdominale antérieure et cavité de Retzius. Traitement chirurgical des hernies de l'ombilic et des éventrations.* Thèse de Paris, 1896.

Rydygier. — Ueber Transplantation von gestielten Muskellappen. — *Congrès de Moscou. Deutsche Zeitsch. f. Chir.,* XLVII.

H. Gesland. — *De la myoplastie dans la cure radicale de la hernie crurale.* Thèse de Paris, 1897.

P. Reille. — *Cure radicale de la hernie inguinale par le procédé de l'abaissement.* Thèse de Paris, 1898.

J. C. Bloodgood. — The transplantation of the rectus muscle in certain cases of inguinal hernia in which the conjoined tendon is obliterated. *Johns Hopkins, Hosp. Bull.,* 1898.

K. Sapiéjko. — Un nouveau procédé de cure radicale des grandes hernies ombilicales avec diastase du muscle grand droit. *Rev. de chir.,* 1900.

Capurro. — Ueber den Werth der Plastik mittelst quergestreiften Muskelgewebe. *Arch. f. klin. Chir.,* 1900, XLI.

TABLE DES MATIÈRES

IMPRIMERIE A.-G. LEMALE, HAVRE

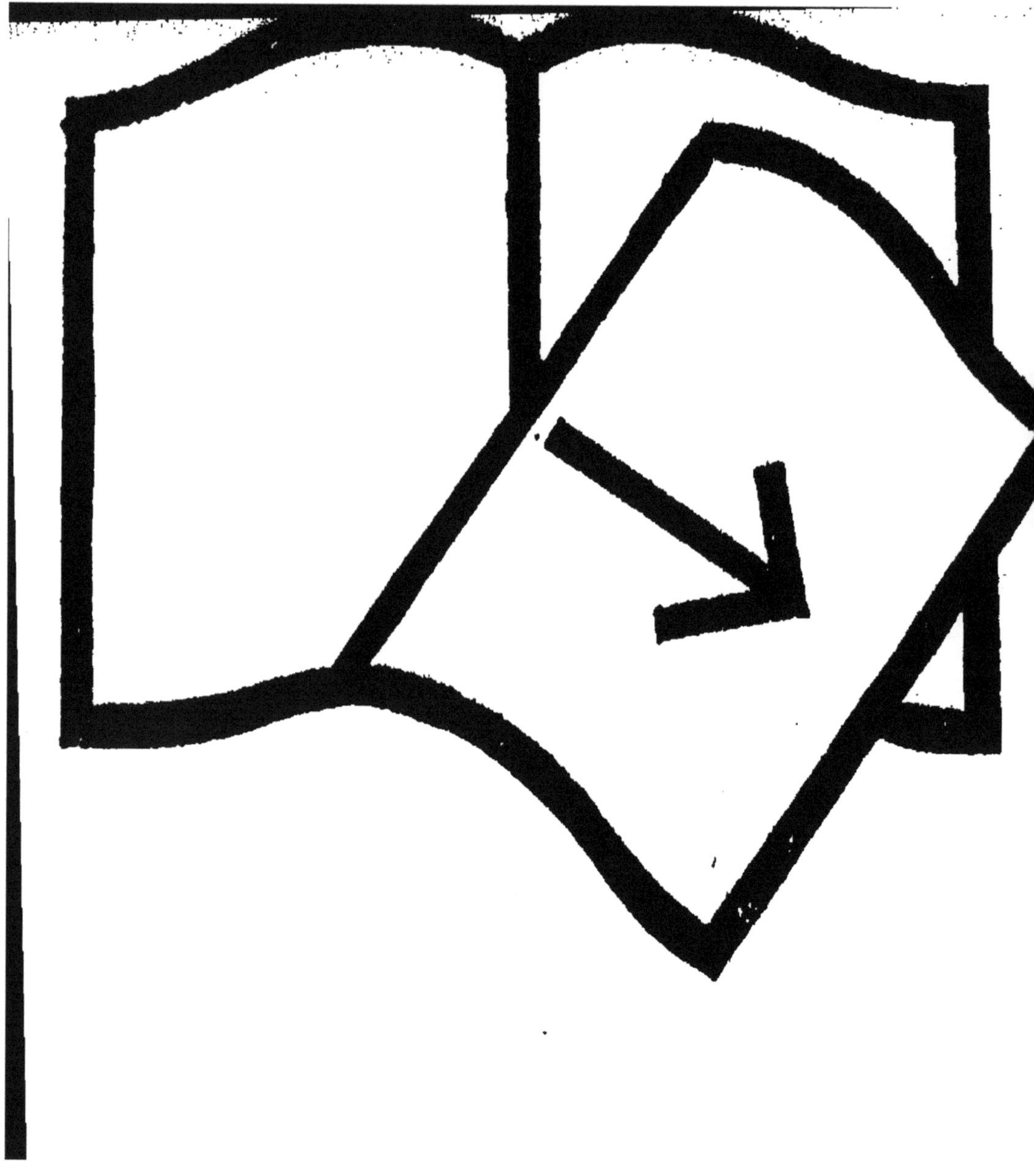